목차

투호놀이	2	자치기	14
비석치기	3	무궁화 꽃이 피었습니다	15
윷놀이	4	굴렁쇠 굴리기	16
연날리기	5	실뜨기 놀이	17
널뛰기	6	닭싸움	18
팽이치기	7	딱지치기	19
공기놀이	8	구슬치기	20
말뚝박기	9	팔자놀이	21
사방치기	10	줄다리기	22
고무줄놀이	11	고누놀이	23
제기차기	12	씨름	24
두꺼비집 짓기	13		

투호놀이

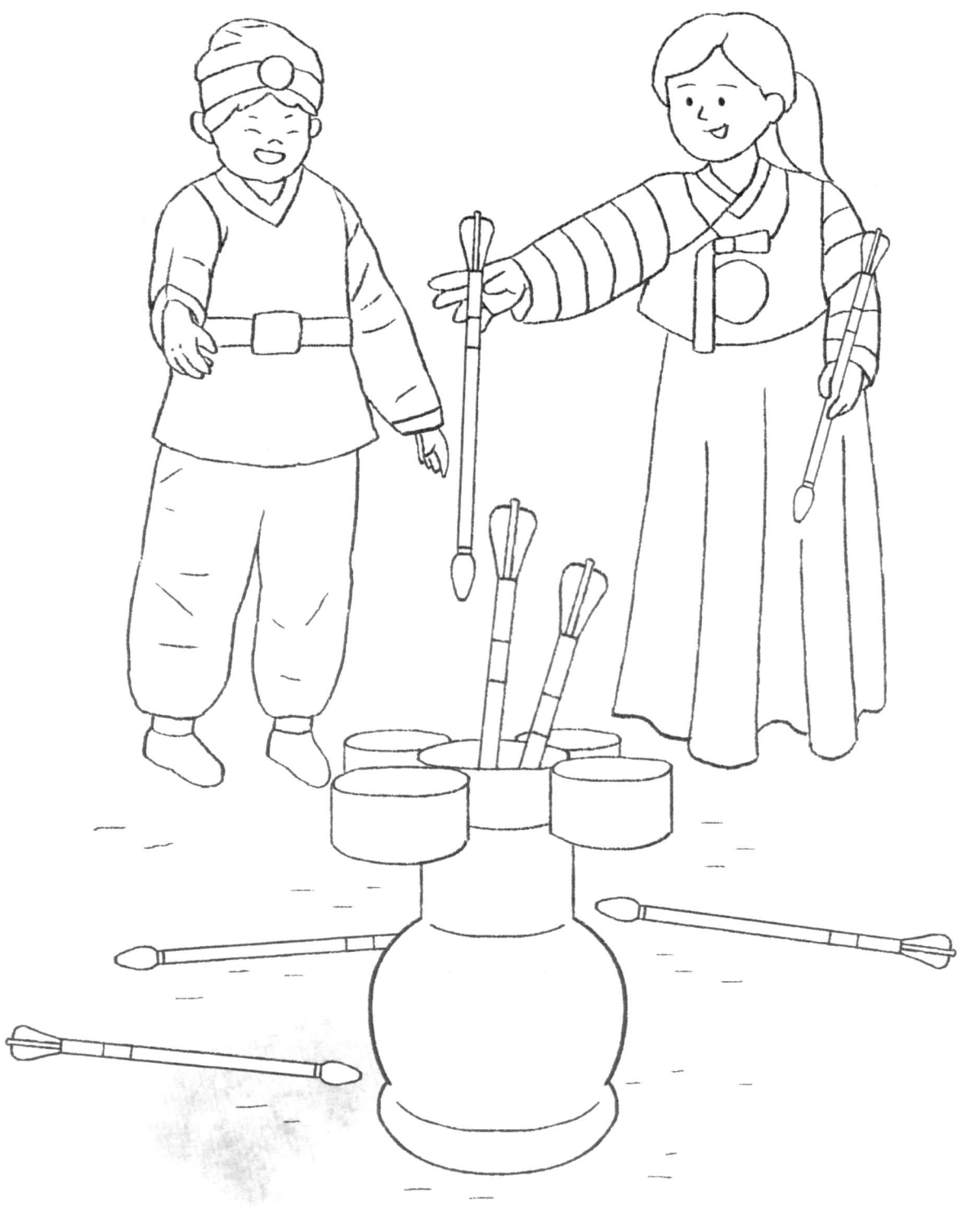

어릴 적 즐겨 하던 놀이는 무엇인가요?

비석치기

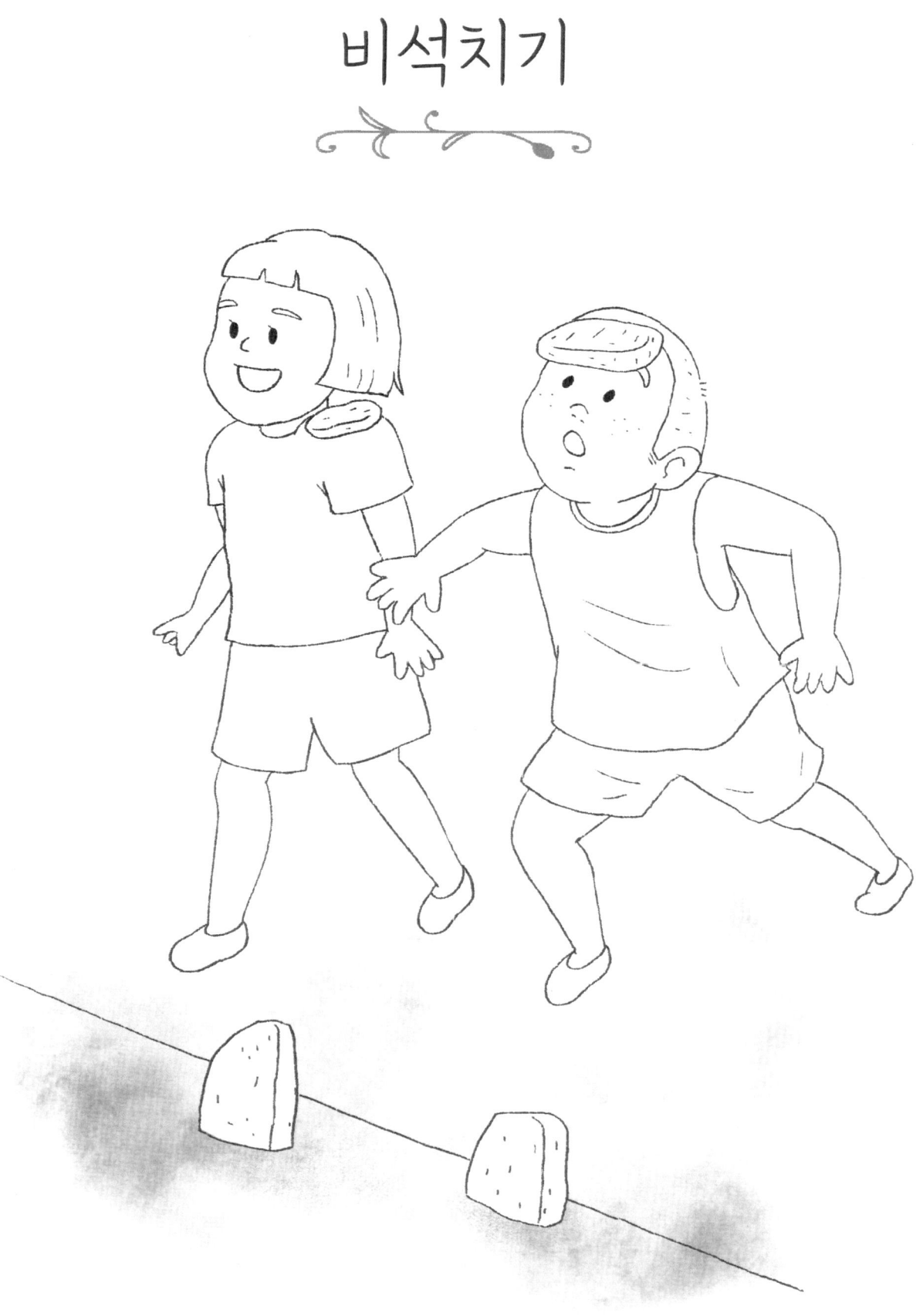

균형을 잘 잡는 편인가요?

윷놀이

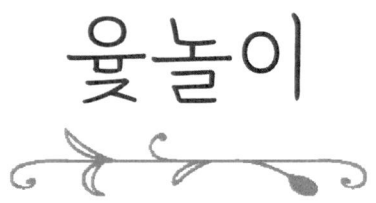

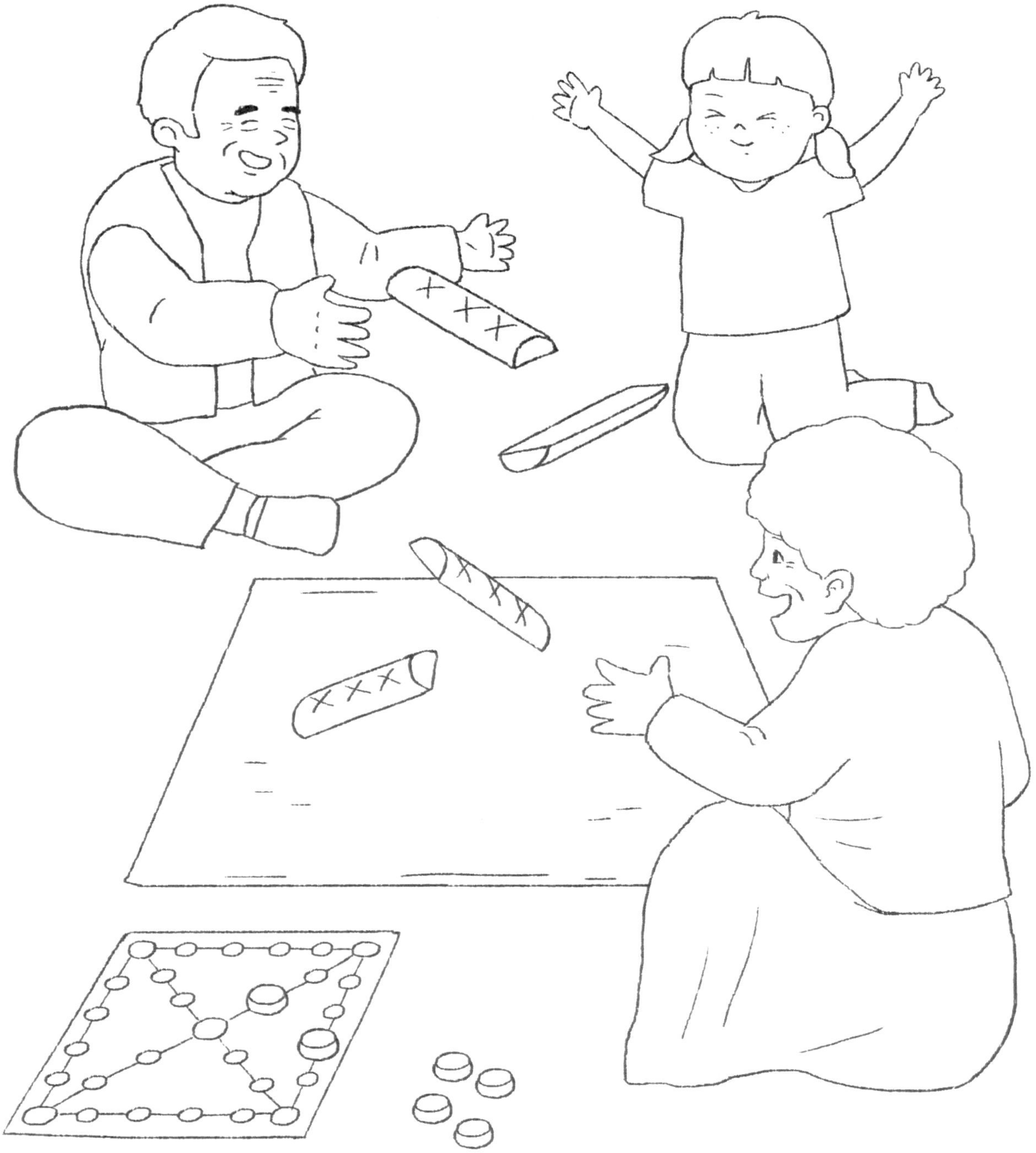

윷놀이에는 몇 개의 윷가락이 필요한가요?

연날리기

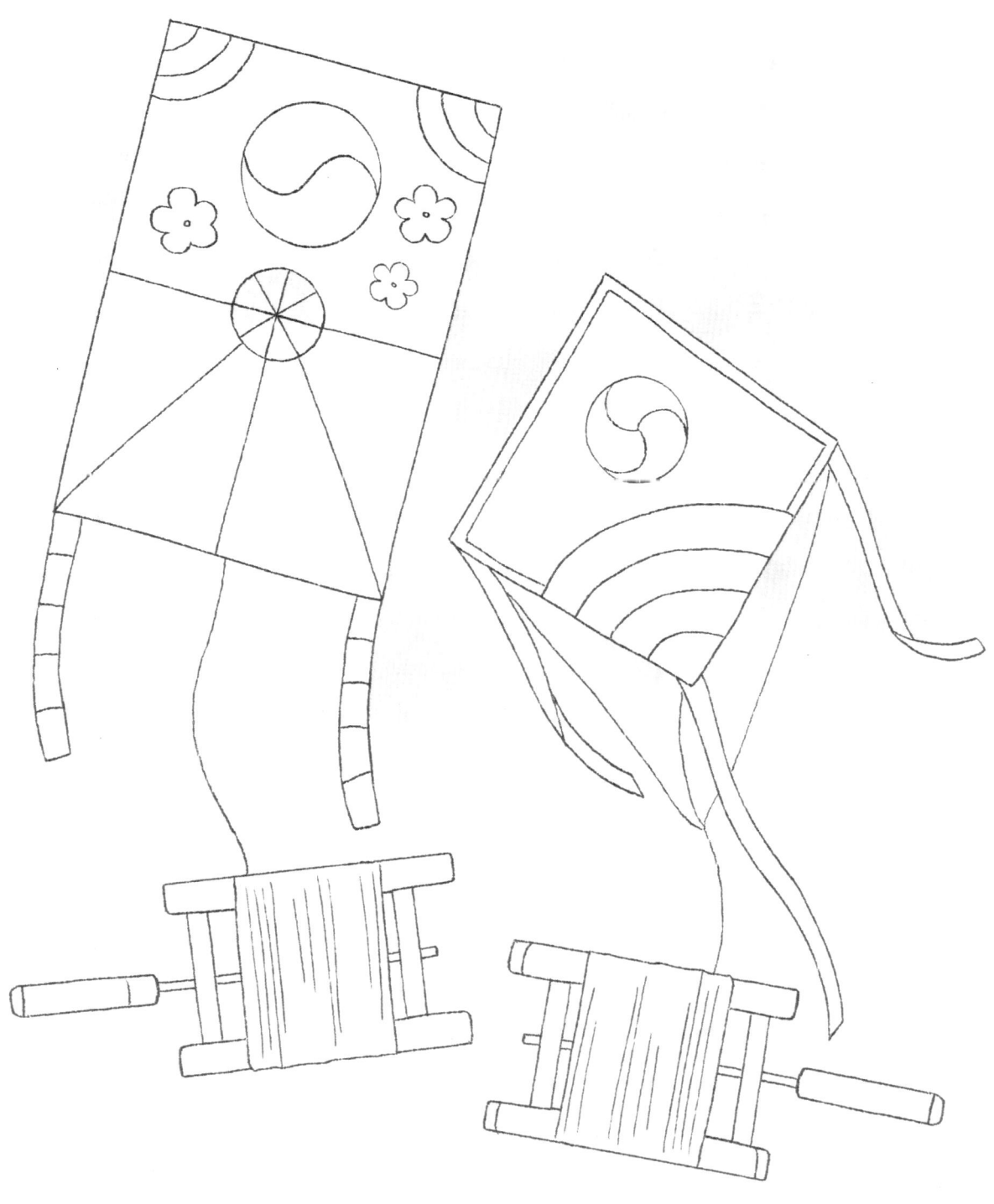

위 그림 중 가오리연은 무엇인가요?

널뛰기

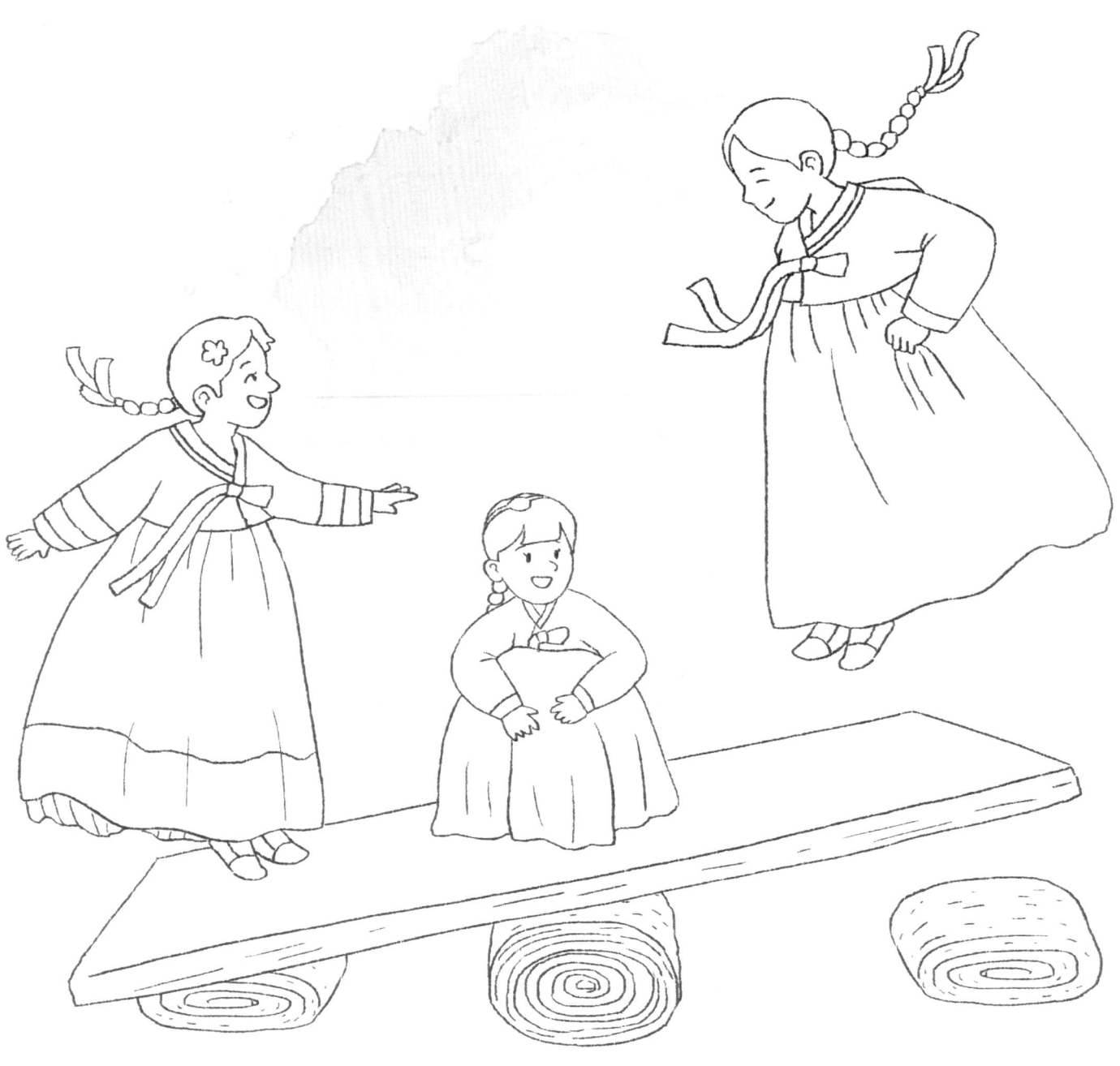

설에 관련된 추억을 하나 말해보세요.

팽이치기

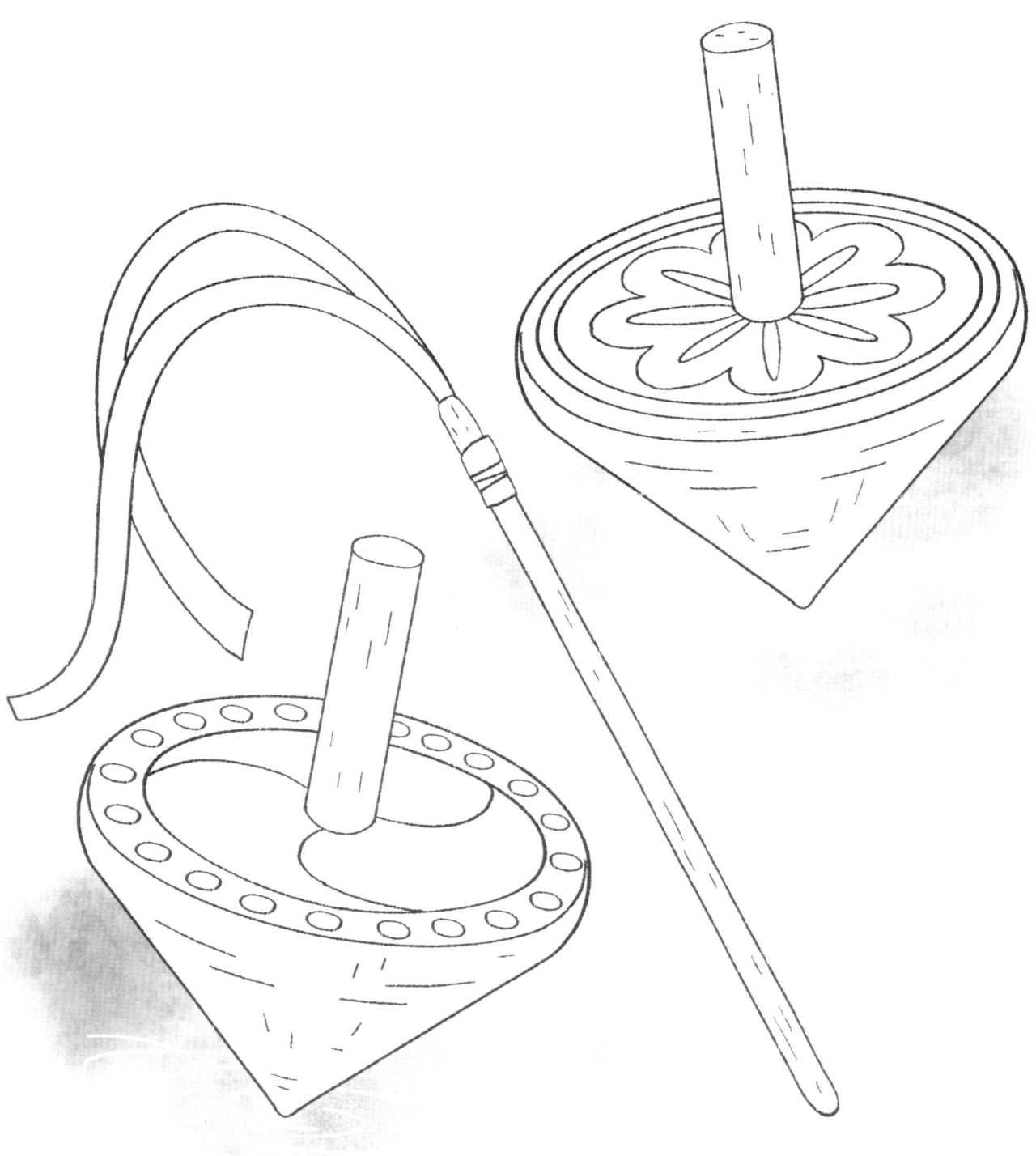

팽이치기는 주로 어떤 계절에 많이 하는 놀이인가요?

공기놀이

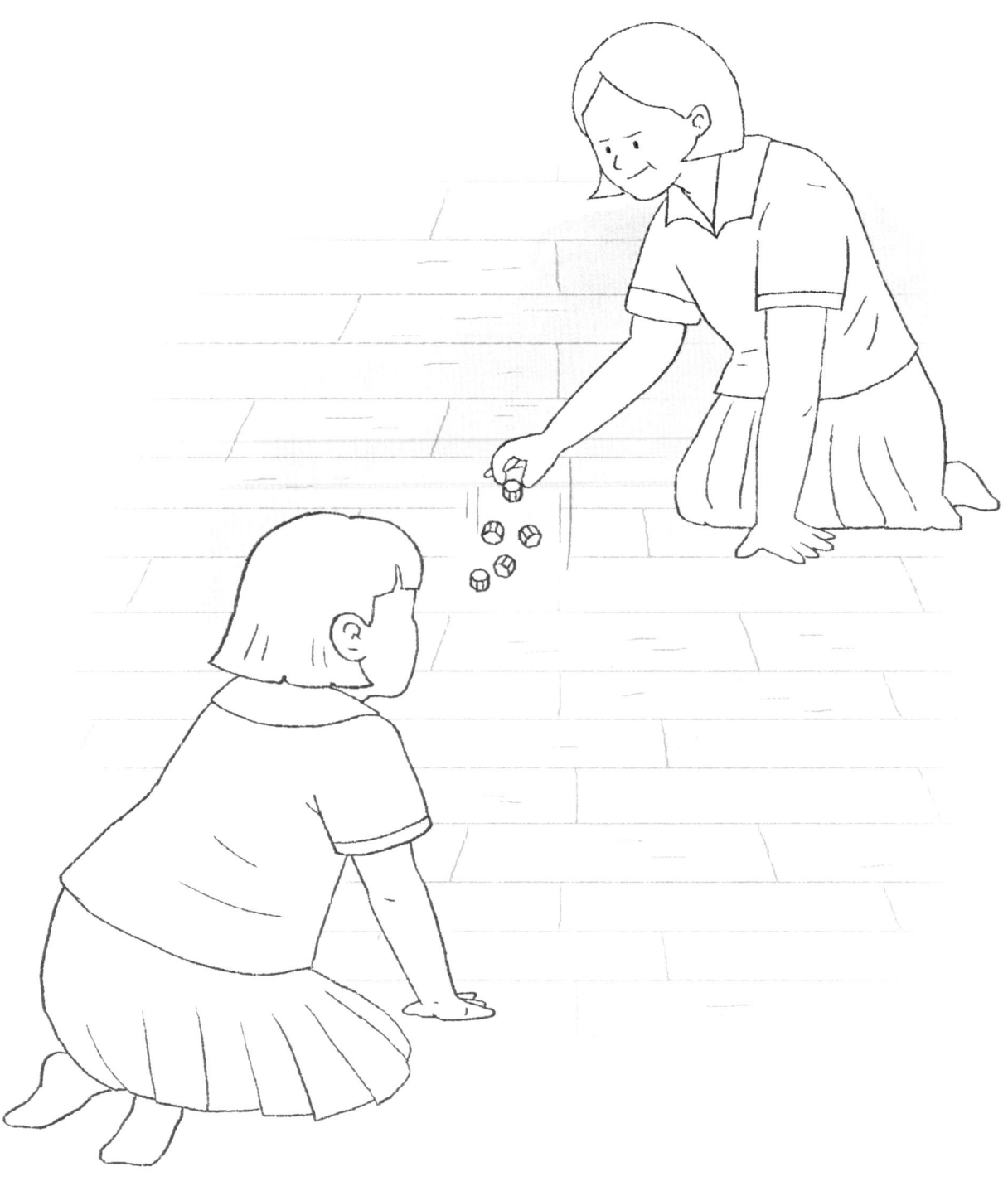

공기놀이를 해본 경험이 있나요?

말뚝박기

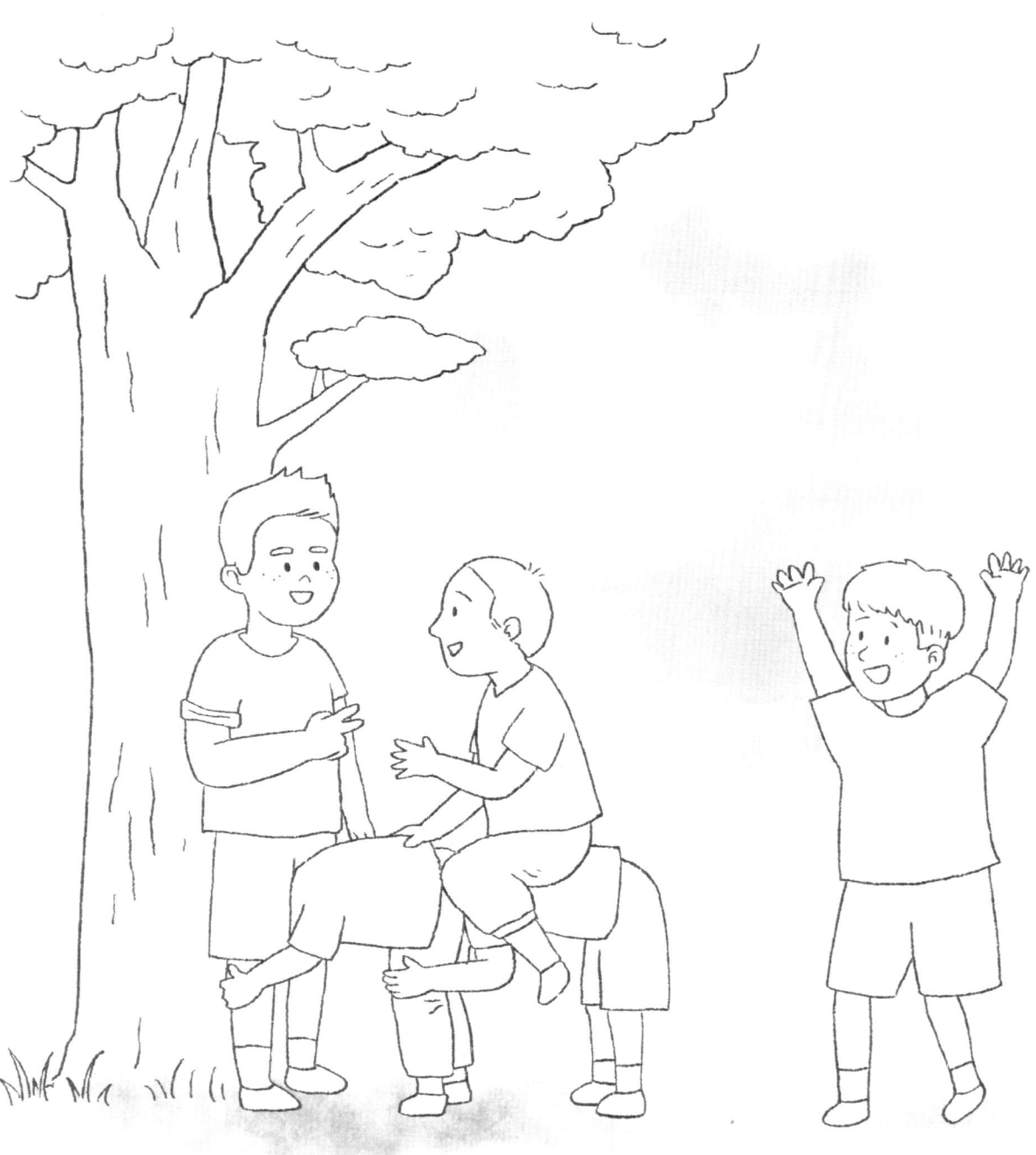

어린 시절 가장 친했던 친구의 이름을 말해보세요.

사방치기

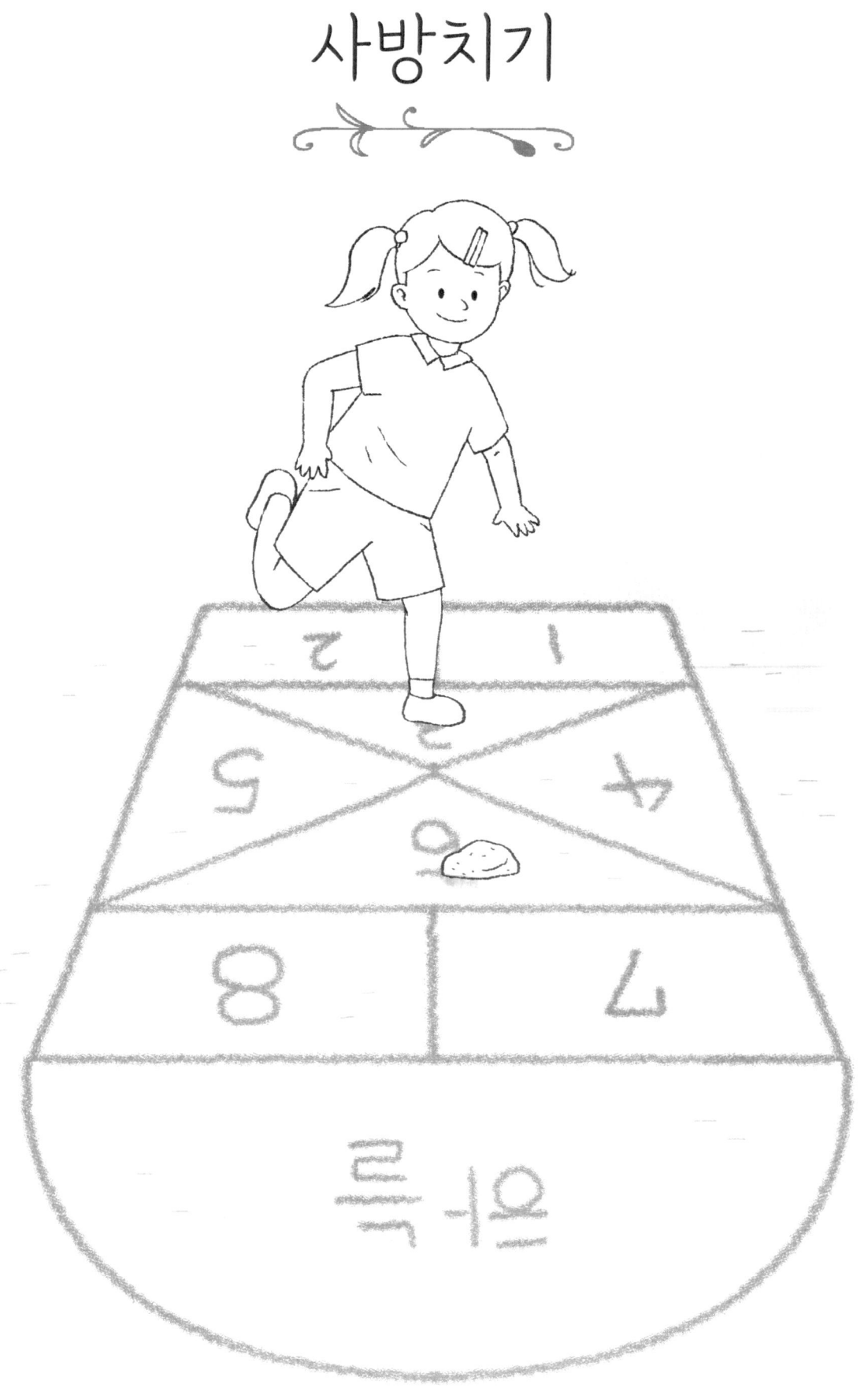

그림의 사방치기 판에는 숫자가 몇까지 적혀있나요?

고무줄놀이

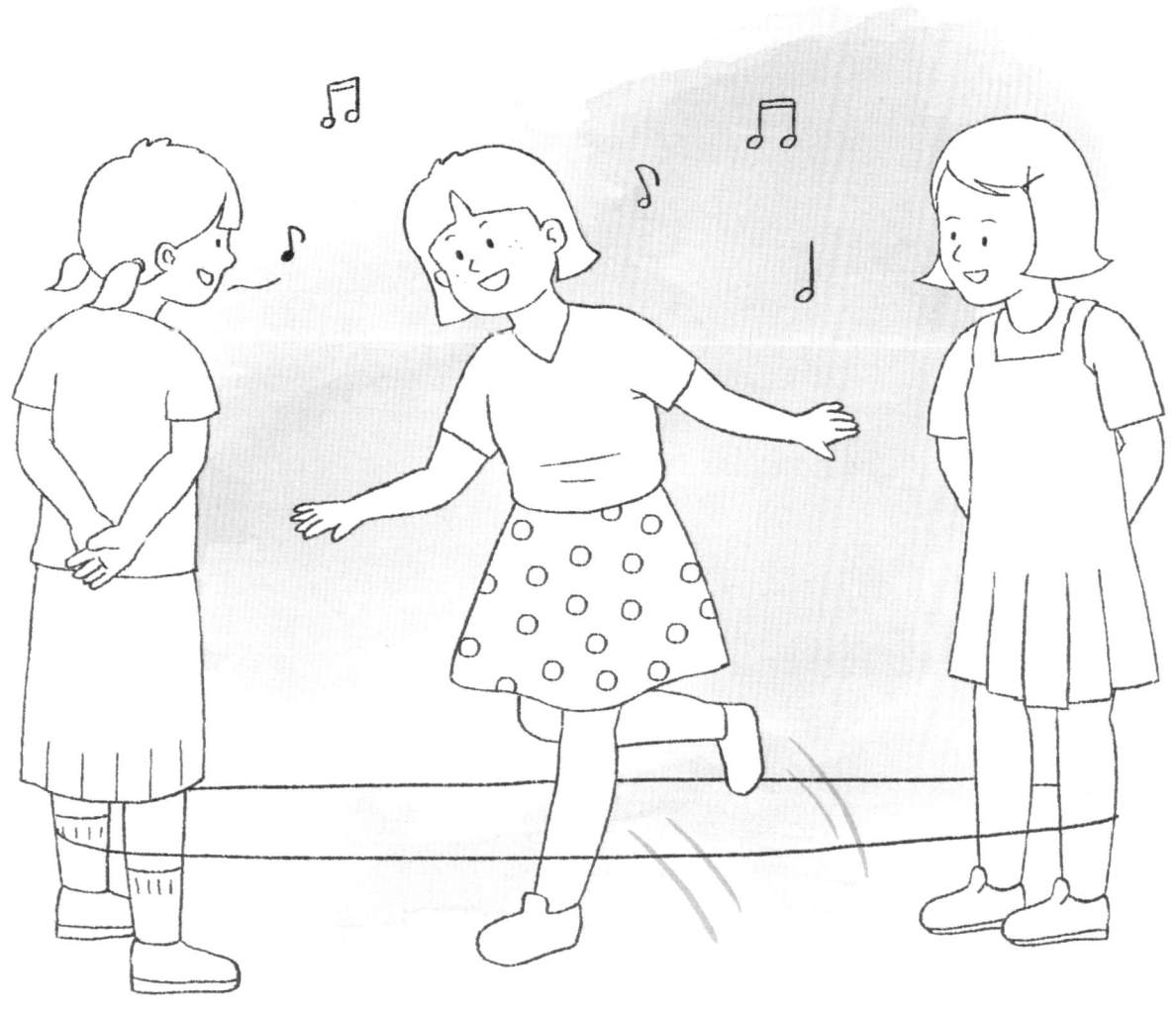

고무줄놀이를 할 때에는 어떤 노래를 부를까요?

제기차기

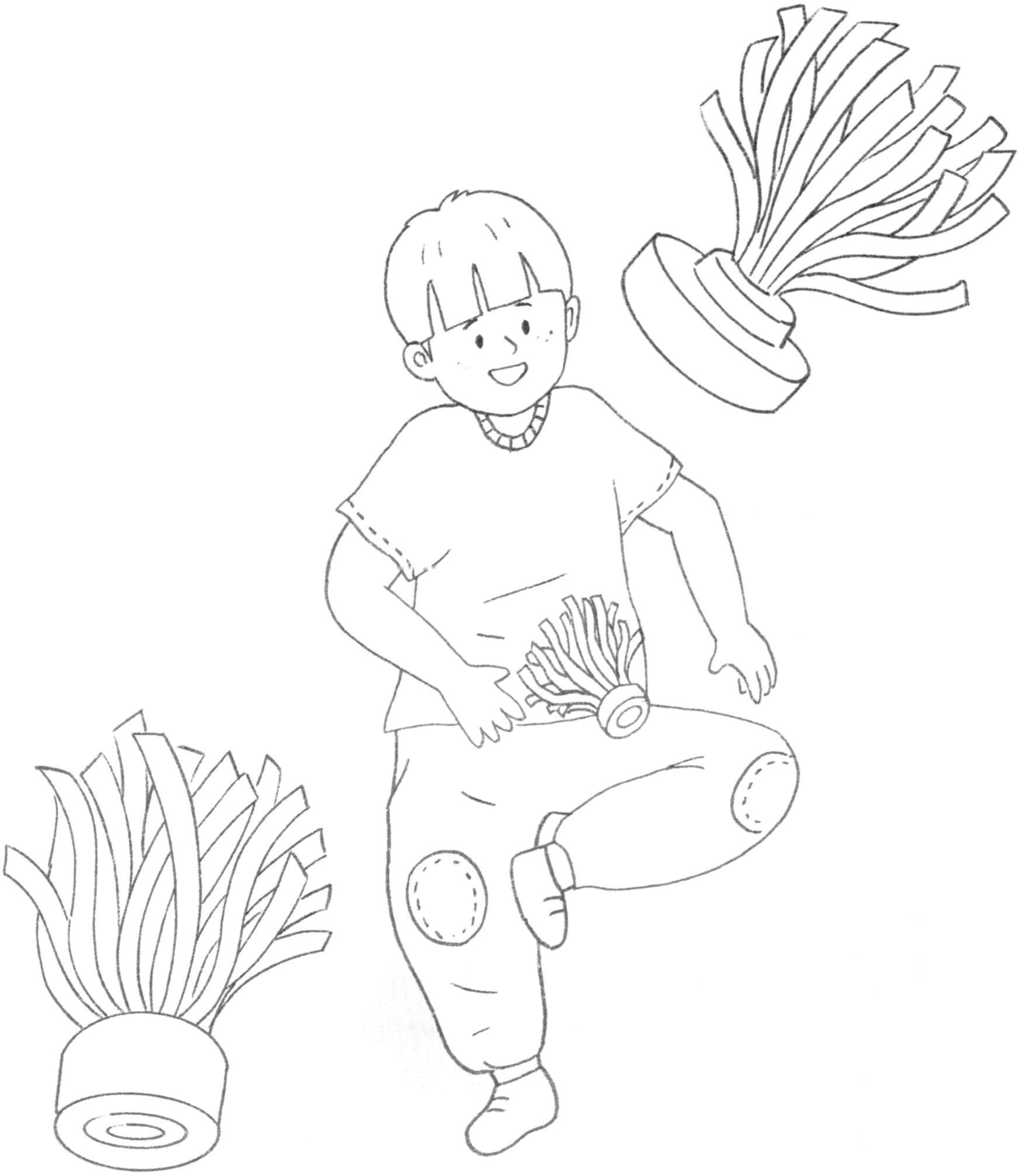

제기를 몇 번까지 찰 수 있나요?

두꺼비집 짓기

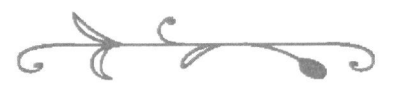

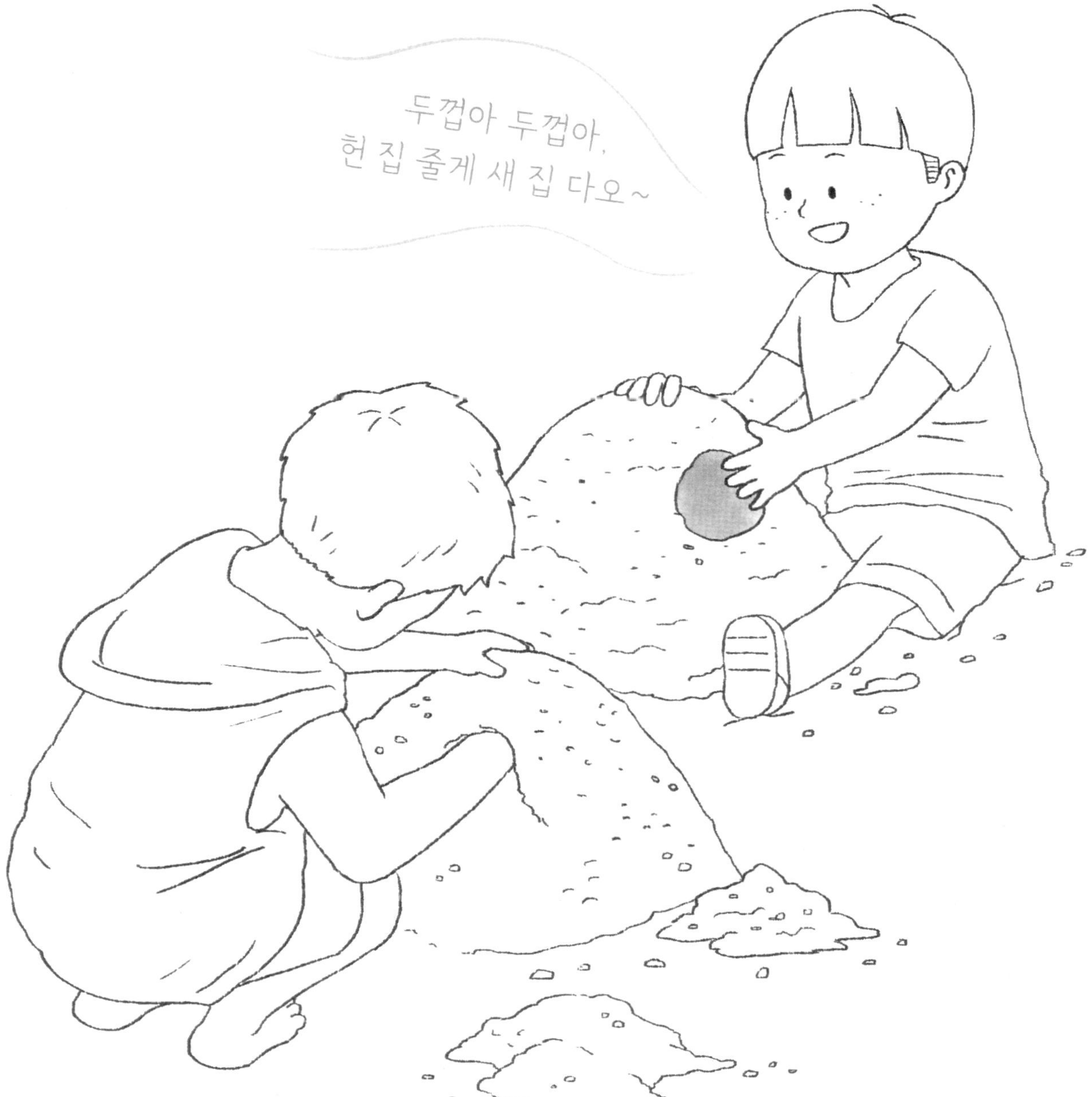

두껍아 두껍아,
헌 집 줄게 새 집 다오~

두꺼비집을 만들 때 부르는 노래를 불러보세요.

자치기

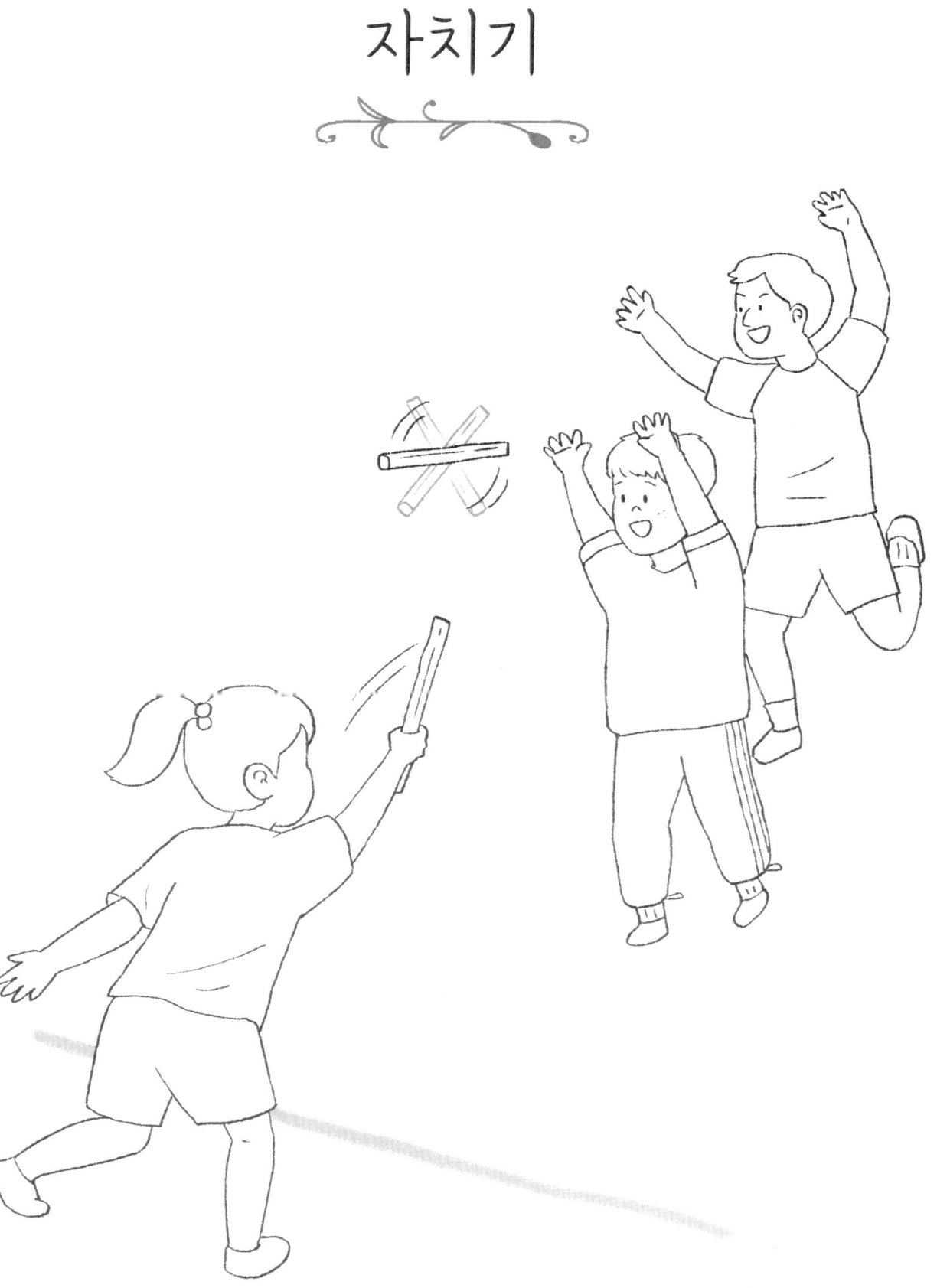

나의 고향은 어디인가요?